Tumbuhan Herbal Dalam Islam Yang Berkhasiat Untuk Mengusir Gangguan Jin & Menyembuhkan Serangan Ilmu Hitam

Edisi Bilingual

by

Jannah Firdaus Mediapro

2021

TUMBUHAN HERBAL DALAM ISLAM YANG BERKHASIAT UNTUK MENGUSIR GANGGUAN JIN DAN MENYEMBUHKAN SERANGAN ILMU HITAM EDISI BILINGUAL

First edition. April 10, 2021.

Written by Jannah Firdaus Mediapro.

Daftar Isi

Prolog

Mari Mengenal berbagai tumbuhan herbal ruqyah dalam islam ciptaan Allah SWT Tuhan Semesta Alam yang berkhasiat untuk menyembuhkan penyakit fisik serta mental spiritual di sebabkan oleh gangguan jin kafir dan serangan ilmu hitam (ilmu sihir) bersumberkan dari Kitab Suci Al-Quran Dan Al-Hadist Nabi Muhammad SAW.

Tumbuhan Herbal Ruqyah Versi Bahasa Indonesia

Tumbuhan Herbal Ruqyah Dalam Agama Islam Yang Berkhasiat Untuk Mengusir Gangguan Jin Serta Menyembuhkan Serangan Ilmu Hitam Edisi Bahasa Indonesia

1. Kurma Ajwa

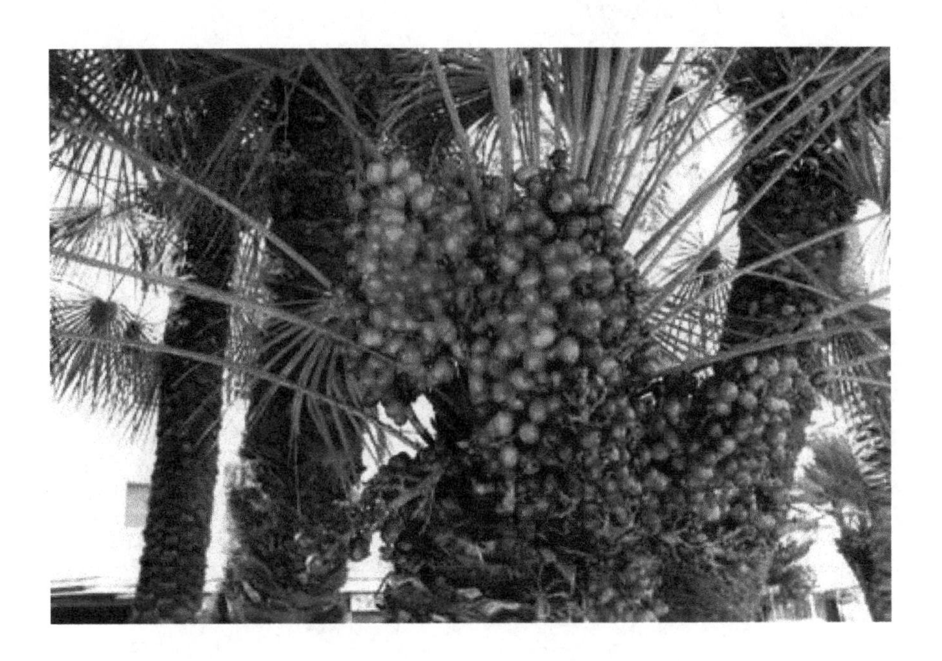

"Dan goyanglah pangkal pohon kurma madina ke arahmu, niscaya pohon itu akan menggugurkan buah kurma yang masak kepadamu. Maka makan, minum dan bersenang hatilah kamu. Jika kamu melihat seorang manusia, maka katakanlah: "Sesungguhnya aku telah bernazar berpuasa untuk Tuhan Yang Maha Pemurah, maka aku tidak akan berbicara dengan seorang manusiapun pada hari ini," (Surat Maryam Ayat 25–26)

Dalam Shahi Al-Bukhari dan Shahih Muslim diriwayatkan hadits dari Sahabat Sa'ad bin Abi Waqqash, dari Nabi Shallallahu 'alaihi wa sallam, bahwa beliau pernah bersabda:

"Barangsiapa mengkonsumsi tujuh butir kurma Ajwa pada pagi hari, maka pada hari itu ia tidak akan terkena racun maupun sihir" (HR Al-Bukhari)

Buah ini sangat ditakuti oleh setan dan jin kafir, karena Al-Hafiz Ibnu Hajar al Asqolani mengutip perkataan imam Al-Khatabi tentang keistimewaan buah kurma ajwa yaitu:

"Kurma ajwa bermanfaat untuk mencegah racun dan sihir dikarenakan doa keberkahan dari Rasulullah SAW terhadap Kurma Madinah bukan karena zat kurma itu sendiri" (Fathul Bari Syarah Al-Bukhari)

2. Daun Bidara

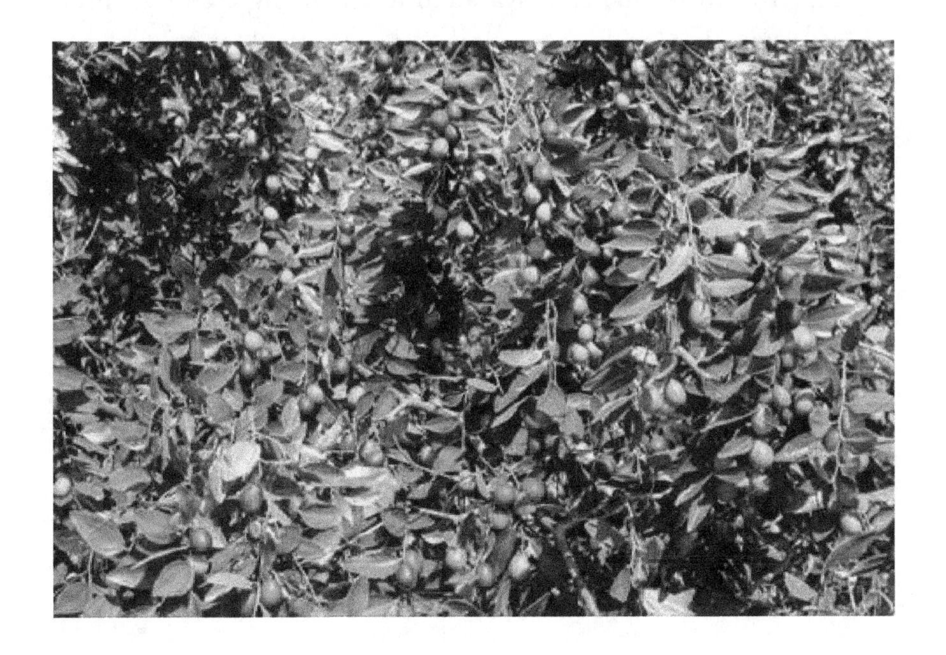

"Dan golongan kanan, alangkah bahagianya golongan kanan itu. Berada di antara pohon bidara yang tak berduri,dan pohon pisang yang bersusun-susun (buahnya)" (Q.S Al-Waqi'ah: 27–29).

Daun bidara adalah salah satu tanaman yang ditakuti oleh setan dan jin Kafir

Tanaman ini juga sangat berkaitan erat dengan perjalanan Isra Mikraj Nabi Muhammad SAW.

Lantas bagaimana sihir bisa diobati oleh daun bidara?

Imam Al Qurtubi dari wahab yang mengatakan bahwa hendaknya diambil 7 helai daun bidara ditumbuk halus lalu dicampurkan air kemudian dibacakan ayat kursi lalu diminum kepada orang yang terkena sihir 3x teguk dan sisa airnya digunakan untuk mandi insya allah akan hilang efek dari ilmu sihirnya dan diutamakan untuk membaca Al-Falaq, Annas serta ayat kursi karena ayat ayat tersebut dapat mengusr setan (tafsir ibnu katsir)

Dari Qois bin 'Ashim radhiyallahu 'anhu "Sesungguhnya beliau masuk Islam, kemudian Nabi shallallahu'alaihiwasallam memerintahkannya untuk mandi dengan air dan daun bidara." (HR. An Nasai)

3. Minyak Buah Zaitun

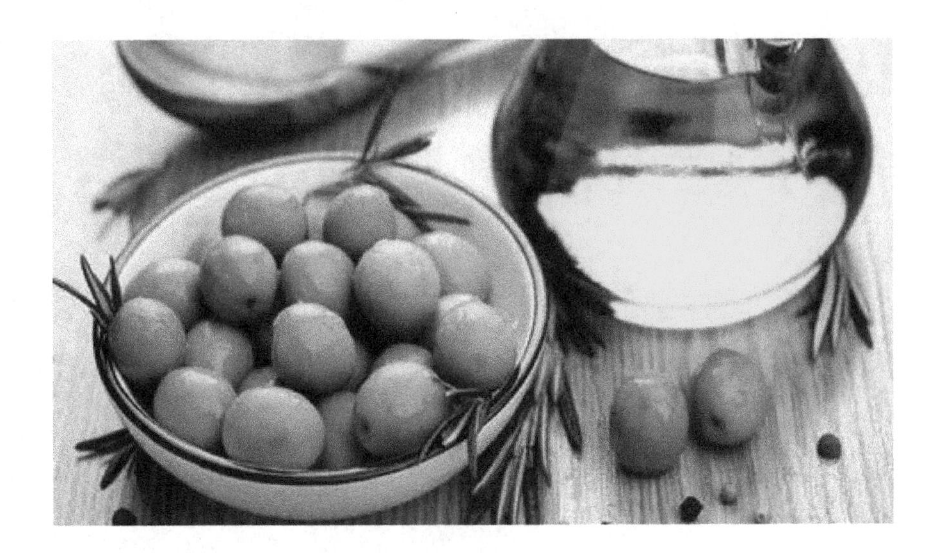

Allah SWT berfirman, "Demi buah tin dan buah zaitun. Dan demi bukit Sinai dan negeri yang aman ini. Sesungguhnya Kami telah menciptakan manusia dalam bentuk yang sebaik-baiknya." (At-Tin: 1–3)

Minyak zaitun adalah minyak yang keluar dari tanaman barokah.

Karena Nabi Muhammad SAW bersabda:

"Makanlah minyak zaitun! Sesungguhnya ia diberkahi, berlauklah dengannya dan berminyaklah dengannya! Sesungguhnya ia keluar dari pohon yang diberkahi" (HR. Ahmad & Tirmidzi)

Dalam hadist ini artinya minyak zaitun dapat dioleskan ke bagian tubuh orang yang terkena sihir.

4. Madu

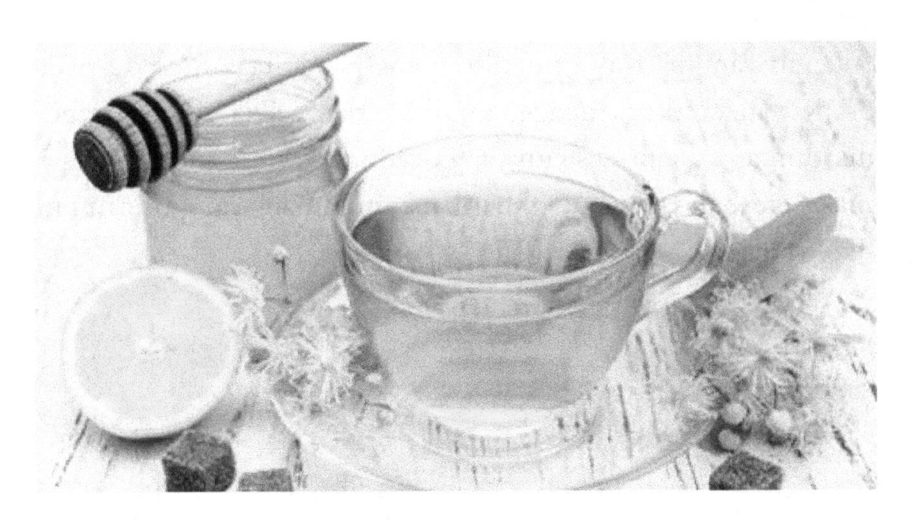

Madu merupakan salah satu obat yang bermanfaat. Allah SWT berfirman,

"Dan Tuhanmu mewahyukan kepada lebah, 'Buatlah sarang-sarang di bukit-bukit, di pohon-pohon kayu, dan di tempat-tempat yang dibuat manusia. Kemudian makanlah dari tiap-tiap (macam) buah-buahan dan tempuhlah jalan Rabbmu yang telah dimudahkan (bagimu).' Dari perut lebah itu keluar minuman (madu) yang bermacam-macam warnanya, di dalamnya terdapat obat yang menyembuhkan bagi manusia. Sesungguhnya pada yang demikian itu benar-benar terdapat tanda (kebesaran Tuhan) bagi orang-orang yang berfikir." (Surah An-Nahl 68–69)

Sunnah Nabi shallallahu 'alaihi wa sallam banyak mendorong umatnya untuk berobat dengan madu. Akan tetapi, kesembuhan orang yang terkena sihir tidaklah bergantung kesembuhannya dengan madu, bahkan mayoritas mereka tidaklah membutuhkannya.

Adapun yang banyak dinukil tentang pemanfaatan madu pada orang yang terkena gangguan sihir adalah jika sihir tersebut dikirimkan melalui sesuatu yang diminumkan (kepada korban), maka korban tersebut diberikan minuman yang dicampur sedikit madu.

5. Buah Tin

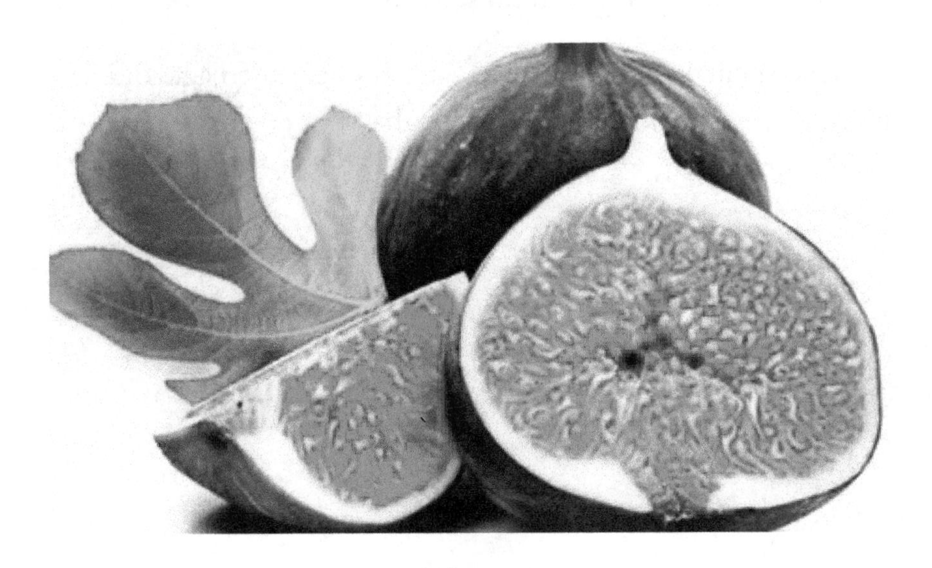

Abu Darda radhiallahu'anhu meriwayatkan sabda Nabi bahwa: "Sekiranya kukatakan ada buah-buahan yang turun dari surga, maka itulah buah Tin. Karena, buah-buahan surga itu tanpa biji. Makanlah ia, karena ia dapat menghentikan wasir dan bermanfaat menyembuhkan encok". (Sahih Hadith)

Tin adalah pohon yang berasal dari tanah Arab dan menjadi kebanggaan bangsa Arab karena diberkahi. Tin dianggap sebagai pohon tertua yang dikenal manusia dalam sejarah kemanusiaan.

Pada musim kemarau, buah tin dibuat untuk menu makanan yang lezat. Sedangkan pada musim hujan, buah tin diolah sebagai makanan kering yang sangat diminati.

Sebagaimana dijelaskan dalam buku Ensiklopedia Mukjizat Alquran dan Hadis, orang-orang Tunisia, Paraoh (Mesir Kuno), dan Yunani mengenal buah tin sebagai makanan sekaligus obat.

Dengan memakan buah tin insya allah dapat menjaga kita dari gangguan jin serta dapat menyembuhkan/meredakan serangan ilmu sihir.

6. Jintan Hitam

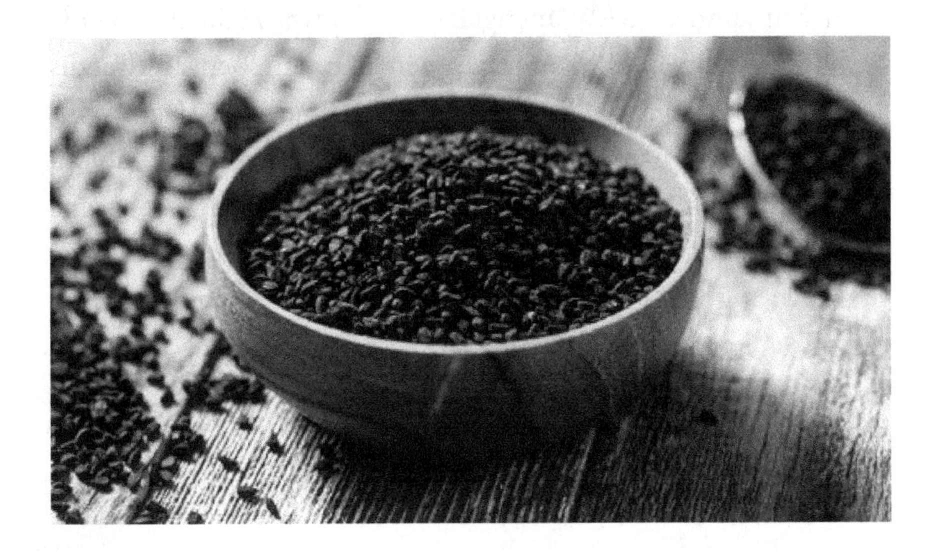

Dalam Ash-Shohihain diriwayatkan hadist dari Ummu Salamah dari Abu Hurairah R.A, bahwa Rasulullah SAW bersabda:

"Hendaklah kalian mengkonsumsi Habbatus Sauda', karena didalamnya terdapat kesembuhan dari setiap penyakit, kecuali saam. Sedangkan saam artinya kematian."

Imam Bukhori juga meriwayatkan hadist dari Aisyah R.A bahwasanya ia mendengar Nabi SAW bersabda;

" Sesungguhnya Habbatus Sauda' ini merupakan obat bagi setiap penyakit, kecuali saam. Aku bertanya, "Apakah saam itu?". Beliau menjawab, "Kematian."

Dalam riwayat Muslim:

"Tidak ada suatu penyakit, kecuali penyembuhannya ada didalam Habbatus Sauda."

Nabi Muhammad SAW mengabarkan bahwa Habbatus Sauda berkhasiat menyembuhkan setiap penyakit baik penyakit medis atau penyakit spiritual seperti serangan ilmu sihir. Kata syifa' (kesembuhan) dalam seluruh hadist disebut tanpa dima'rifahkan dengan alif dan lam. Semuanya dalam struktur positif, sehingga dengan demikian kata tersebut bersifat nakiroh (indefinite, tidak spesifik) yang biasanya bermakna umum. Selanjutnya, kita bisa mengatakan bahwa dalam Habbatus Sauda' terdapat potensi penyembuhan terhadap setiap penyakit.

7. Air Zamzam Yang Penuh Berkah Dari Masjidil Haram

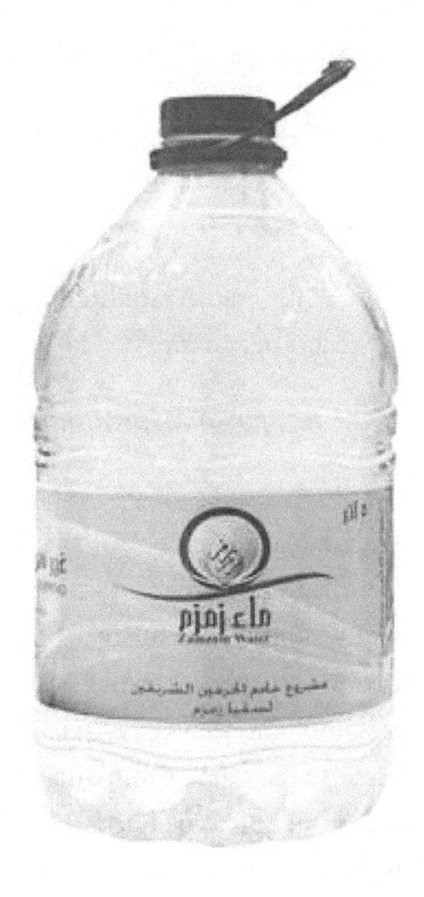

Tidaklah kita ragukan lagi sebagai seorang muslim bahwa air zamzam mengandung keberkahan. Diriwayatkan dari Ibnu 'Abbas radhiyallahu 'anhuma, Nabi shallallahu 'alaihi wa sallam bersabda,

"Air terbaik di seluruh muka bumi adalah air zamzam. Di dalamnya terdapat makanan (yang membangkitkan) selera dan obat dari berbagai penyakit." (HR. Ath-Thabrani)

Diriwayatkan pula dari sahabat Abu Dzar radhiyallahu 'anhu, Rasulullah shallallahu 'alaihi wa sallam bersabda,

"Sesungguhnya air zamzam adalah air yang diberkahi, makanan (yang membangkitkan) selera, dan obat dari berbagai penyakit."(HR. Ath-Thabrani)

Dari Jabir bin 'Abdillah radhiyallahu 'anhu, Rasulullah shallallahu 'alaihi wa sallam bersabda,

"Air zamzam itu sesuai dengan niat peminumnya." (HR. Ibnu Majah)

Dari sabda Nabi shallallahu 'alaihi wa sallam, "Air zamzam itu sesuai dengan niat peminumnya", para ulama memahami bahwa kalimat ini bersifat umum. Maksudnya, barangsiapa yang meminum air zamzam dengan berniat disembuhkan dari penyakit, dia akan mendapatkan sesuai dengan niatnya. Demikian pula, bagi siapa saja yang meniatkannya untuk menghapal Al-Qur'an, menghapal hadis, dan yang lainnya. Tentunya, semua itu dapat tercapai dengan ijin Allah Ta'ala.

8. Buah Delima Dari Surga Firdaus

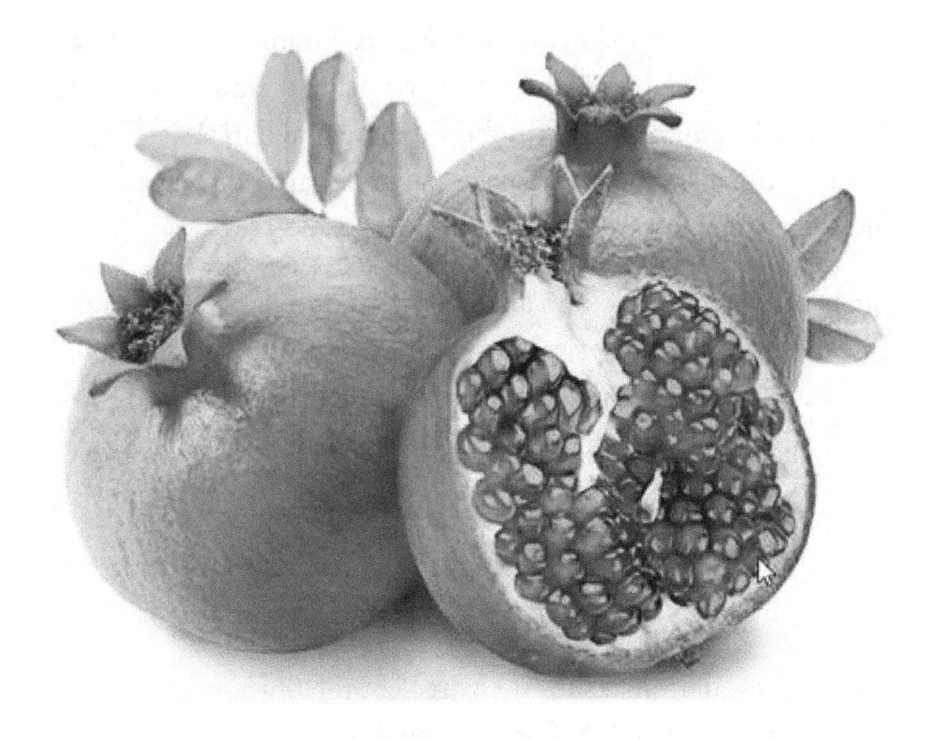

Dalam riwayat yang ditulis Ibnu Abbas di sebuah hadits menyebutkan bahwa buah delima dianggap sebagai salah satu buah surga, karena Nabi Muhammad juga suka sekali memakan buah ini.

Nabi Muhammad SAW Bersabda:

"Tidak ada satu delima pun kecuali di dalamnya terdapat satu biji dari buah delima surga firdaus" (Sahih Hadith)

Nabi Muhammad SAW Bersabda:

"Makanlah buah delima sesungguhnya ia dapat menghilangkan kesedihan hati (Sahih Hadith)

Buah delima memiliki nama latin Punica Granatum, jenis buah ini termasuk kedalam kelompok berry yang memiliki diameter 5 sampai 12 cm. Buah ini tumbuh dan berasal dari Asia Tengah (Iran), Afganistan dan wilayah pegunungan Himalaya, yang menyebar sampai ke wilayah Meditenaria.

Buah delima tentunya kaya akan berbagai nutrisi seperti protein, karbohidrat, serat dan vitamin, serta tak hanya itu buah delima juga rendah lemak dan kalori. Buah ini menjadi salah satu buah yang disebutkan oleh Allah SWT dalam Al-Quran yang berbunyi :

"Di dalam kedua-duanya (surga) juga terdapat buah-buahan serta pohon kurma dan delima". (Surat Ar Rahman ayat 68–69)

Sudah jelas dari maksud surat tersebut bahwa buah delima dijadikan oleh Allah SWT sebagai buah surga.

Buah delima dapat juga mengusir gangguan jin kafir dan menyembuhkan penyakit yang di sebabkan oleh serangan ilmu hitam (sihir). Tentunya atas kehendak Allah SWT Tuhan Semesta Alam Yang Maha Pengasih Dan Maha Penyayang.

Nabi Muhammad SAW Bersabda: "Makanlah buah delima, tidak ada bibit lain kecuali biji buah delima yang dapat membersihkan hati dan memaksa setan keluar darinya selama empat puluh hari" (Sahih Hadith)

Tumbuhan Herbal Ruqyah Dalam Islam Versi Bahasa Melayu

Tumbuhan Herbal Ruqyah Dalam Agama Islam Yang Berkhasiat Untuk Mengusir Gangguan Jin Serta Menyembuhan Serangan Ilmu Hitam Edisi Bahasa Melayu

1. Ajwa Kurma

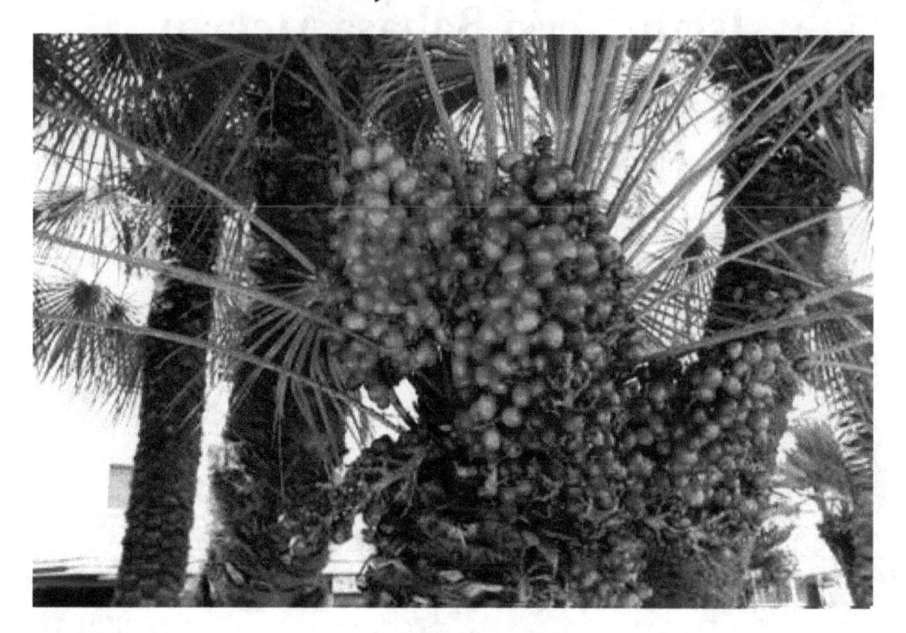

"Dan goncangkan pangkal kurma Madina ke arahmu, tidak diragukan lagi pohon itu akan menjatuhkan buah kurma yang matang padamu. Oleh itu, makan, minum dan berseronoklah anda. Sekiranya kamu melihat seorang manusia, maka katakanlah: "Sesungguhnya aku telah bersumpah untuk berpuasa kepada Tuhan yang paling pemurah, jadi aku tidak akan berbicara dengan seorang pun manusia hari ini," (Bab Maryam Ayat 25-26)

Dalam Shahi Al-Bukhari dan Sahih Muslim meriwayatkan sebuah hadis dari Sahabat Sa'ad bin Abi Waqqash, dari Nabi Shallallahu 'alaihi wa sallam, bahawa dia pernah berkata:

"Barangsiapa memakan tujuh kurma Ajwa pada waktu pagi, maka pada hari itu dia tidak akan terkena racun atau sihir" (HR. Al-Bukhari)

Buah ini sangat ditakuti oleh syaitan dan jin kafir, kerana Al-Hafiz Ibn Hajar al Asqolani memetik kata-kata Imam Al-Khatabi tentang keistimewaan kurma Ajwa, yaitu:

"Kurma Ajwa berguna untuk mencegah racun dan sihir kerana doa keberkatan dari Nabi Muhammad untuk Tarikh Madinah bukan kerana kandungan kurma itu sendiri" (Fathul Bari Syarah Al-Bukhari)

2. Daun Bidara

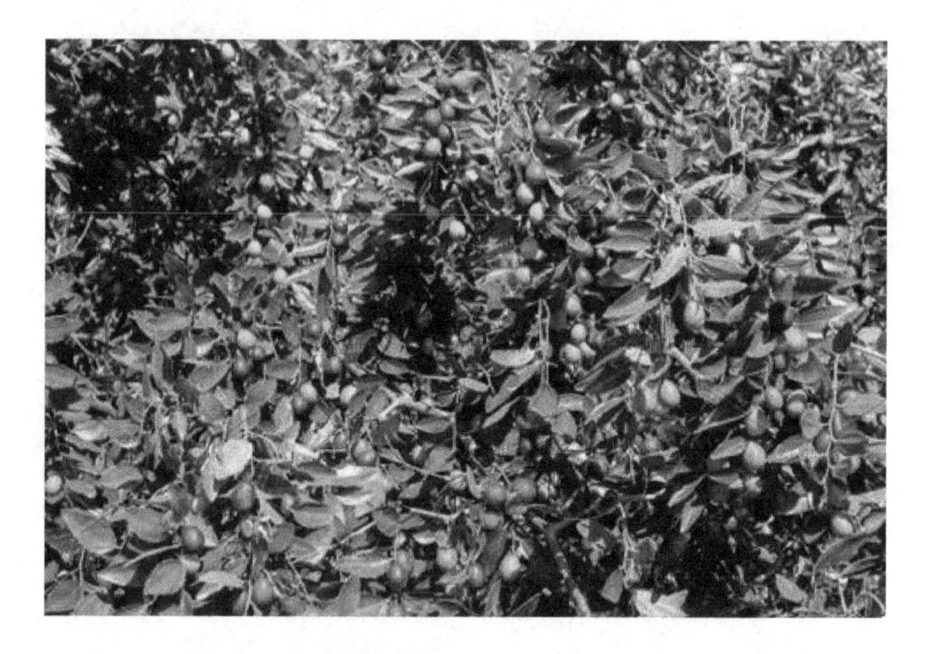

"Dan kumpulan yang benar, betapa senangnya kelompok yang tepat. Berada di antara pohon bidara yang tidak berduri, dan pohon pisang yang mempunyai barisan buah (buahnya)" (Surah Al-Waqi'ah: 27-29).

Daun bidara adalah salah satu tanaman yang ditakuti oleh syaitan dan orang kafir

Tumbuhan ini juga berkait rapat dengan perjalanan Isra Mikraj Nabi Muhammad SAW.

Jadi bagaimana sihir dapat dirawat dengan daun bidara?

Imam Al Qurtubi dari Wahab yang mengatakan bahawa 7 helai daun bidara harus digiling halus kemudian dicampurkan dengan air kemudian membaca ayat kursi kemudian meminumnya kepada orang yang terkena sihir 3x sihir dan selebihnya air digunakan untuk mandi Insya Allah, kesan sihirnya akan hilang dan diutamakan untuk membaca Al-Falaq, Annas dan juga ayat kursi kerana ayat-ayat ini dapat mengusir syaitan (tafsir ibn katsir)

Dari Qois bin 'Asim radhiyallahu' anhu "Sebenarnya dia memeluk Islam, maka Nabi Shallallahu'alaihiwasallam memerintahkannya untuk mandi dengan air dan daun bidara." (HR. Nasai)

3. Minyak Zaitun

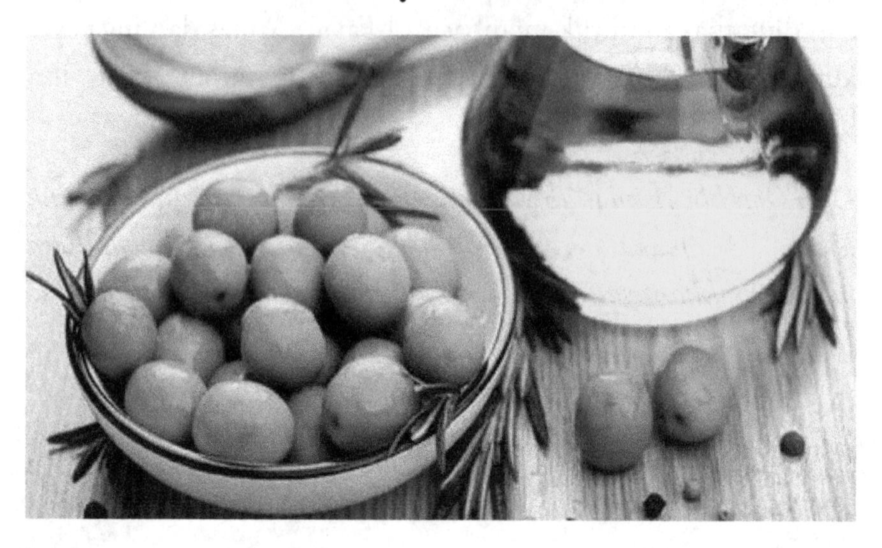

Allah SWT berfirman, "Dengan buah ara dan zaitun. Dan demi bukit Sinai dan negara yang aman ini. Sesungguhnya, Kami telah menciptakan manusia dalam bentuk yang terbaik." (At-Tin: 1-3)

Minyak zaitun adalah minyak yang keluar dari tanaman yang diberkati.

Kerana Nabi Muhammad SAW bersabda:

"Makanlah minyak zaitun! Lihat, dia diberkati dan minyaknya! Sesungguhnya dia keluar dari pohon yang diberkati" (HR. Ahmad & Tirmidhi)

Dalam hadis ini, ini bermaksud minyak zaitun boleh disapukan pada tubuh orang yang terkena sihir.

4. Madu

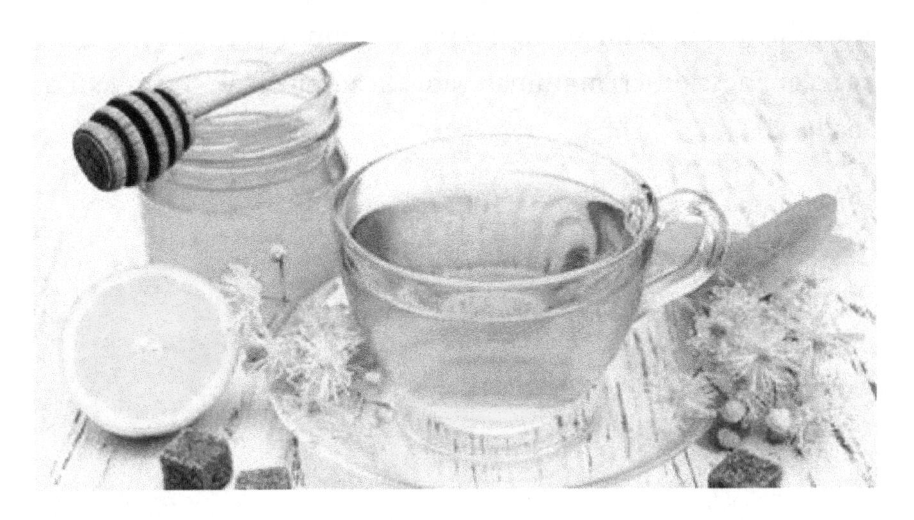

Madu adalah ubat yang berguna. Allah SWT berfirman,

"Dan Tuhanmu menyatakan kepada lebah, 'Buatlah sarang di bukit, di pohon, dan di tempat-tempat yang dibuat oleh manusia. Maka makanlah setiap (sejenis) buah dan jalanlah jalan Tuhanmu yang telah mempermudah (untukmu)). ' Dari perut lebah keluar minuman (madu) dari berbagai warna, di mana ada ubat penyembuh bagi manusia. Sebenarnya, di dalamnya terdapat tanda (kebesaran Tuhan) bagi mereka yang berfikir. " (Surah An-Nahl 68–69)

Sunnah Nabi Shallallahu 'alaihi wa sallam mendorong umatnya untuk mendapatkan rawatan dengan madu. Namun, penyembuhan orang yang terkena sihir tidak bergantung pada penyembuhan mereka dengan madu, bahkan kebanyakan mereka tidak memerlukannya.

Adapun yang dilaporkan secara meluas mengenai penggunaan madu pada orang yang terkena sihir adalah bahawa jika sihir itu dihantar melalui sesuatu yang diminum (kepada mangsa), maka mangsa diberi minuman yang dicampurkan dengan sedikit madu.

5. Timah Buah

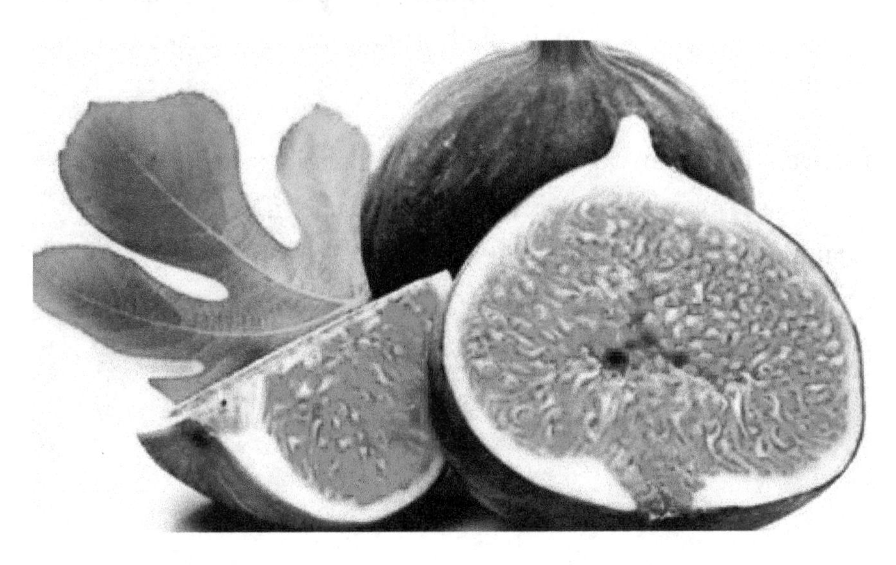

Abu Darda radhiallahu'anhu meriwayatkan sabda Nabi bahawa: "Sekiranya saya mengatakan bahawa ada buah-buahan yang turun dari surga, maka itu adalah buah Timah. Kerana, buah-buahan syurga itu tanpa biji. Makanlah, kerana dapat menghentikan buasir. dan berguna untuk menyembuhkan gout". (Hadis Sahih)

Timah adalah pokok yang berasal dari tanah Arab dan menjadi kebanggaan orang Arab kerana diberkati. Timah dianggap sebagai pokok tertua yang diketahui oleh manusia dalam sejarah kemanusiaan.

Pada musim kemarau, buah timah dibuat untuk makanan yang enak. Sementara itu, pada musim hujan, buah timah diproses sebagai makanan kering yang sangat digemari.

Seperti yang dijelaskan dalam Ensiklopedia Keajaiban Al-Quran dan Hadis, orang Tunisia, Paraoh (Mesir Kuno), dan orang Yunani mengetahui buah buah timah sebagai makanan dan perubatan.

Dengan memakan buah timah, insya Allah, ia dapat menjauhkan kita dari gangguan jin dan dapat menyembuhkan / mengurangkan serangan sihir.

6. Jintan Hitam

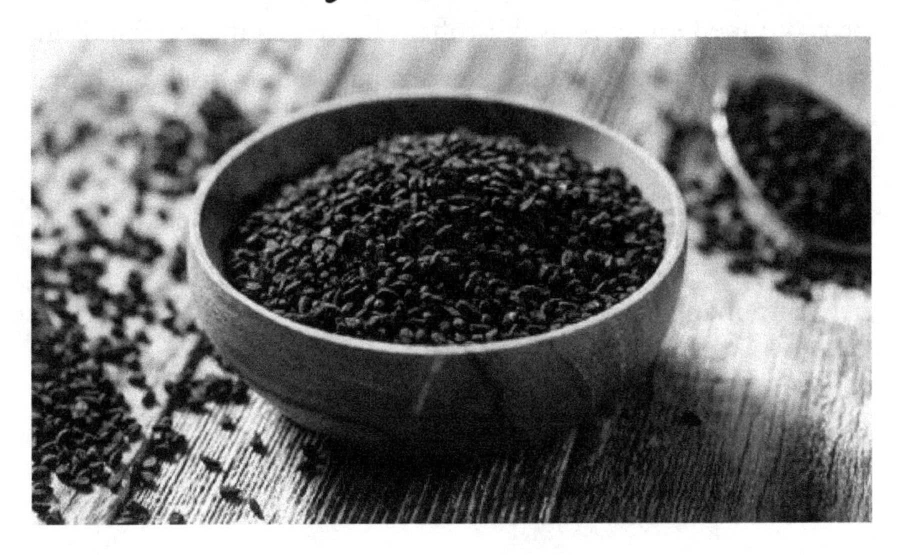

Dalam Ash-Shohihain meriwayatkan hadis dari Ummu Salamah dari Abu Hurairah RA, bahawa Rasulullah SAW bersabda:

"Kamu harus mengkonsumsi Habbatus Sauda ', karena di dalamnya ada penyembuhan dari setiap penyakit, kecuali saam. Sedangkan saam bermaksud kematian."

Imam Bukhori juga meriwayatkan sebuah hadis dari Aisyah RA bahawa dia mendengar Nabi berkata;

"Sesungguhnya Habbatus Sauda 'adalah ubat untuk setiap penyakit, kecuali saam. Saya bertanya," Apa itu saam? ". Dia menjawab," Kematian. "

Dalam sejarah Muslim:

"Tidak ada penyakit, kecuali penyembuhannya ada di Habbatus Sauda."

Nabi Muhammad SAW melaporkan bahawa Habbatus Sauda mempunyai khasiat menyembuhkan setiap penyakit, baik itu penyakit medis atau penyakit rohani seperti serangan sihir. Kata syifa '(penyembuhan) dalam semua hadis disebut tanpa ditafsirkan sebagai alif dan lam. Semuanya dalam struktur positif, sehingga kata itu nakiroh (tidak tentu, tidak spesifik) yang biasanya mempunyai makna umum. Selanjutnya, kita dapat mengatakan bahawa di Habbatus Sauda 'ada potensi untuk penyembuhan terhadap setiap penyakit.

7. Air Zamzam yang penuh dengan keberkatan dari Masjidil Haram

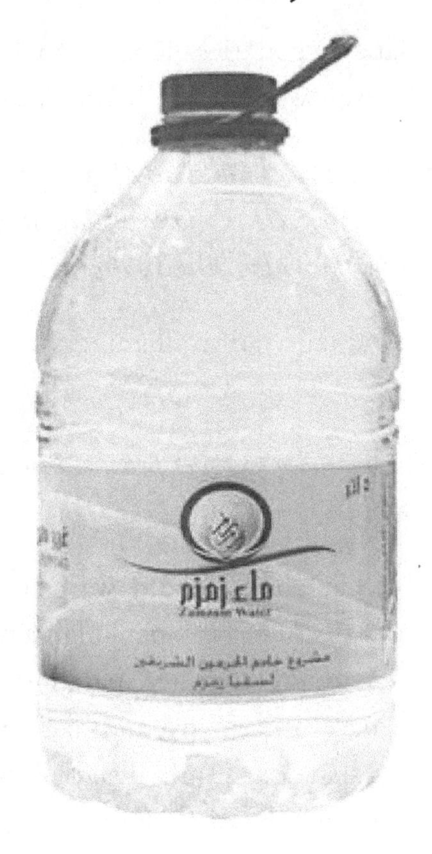

Kita tidak meragui sebagai seorang Muslim bahawa air Zamzam mengandungi keberkatan. Diriwayatkan dari Ibn 'Abbas radhiyallahu' anhuma, Nabi Shallallahu 'alaihi wa sallam bersabda,

"Air terbaik di seluruh muka bumi adalah air Zamzam. Di dalamnya ada makanan (yang membangkitkan) selera makan dan ubat untuk pelbagai penyakit." (HR. Ath-Thabrani)

Hal ini juga dilaporkan dari sahabat Abu Dhar radhiyallahu 'anhu, Rasulullah - selawat dan doa Allah - katanya,

"Sesungguhnya, air Zamzam adalah air yang diberkati, makanan (yang membangkitkan) selera makan, dan ubat untuk pelbagai penyakit." (Diriwayatkan oleh Ath-Thabrani)

Dari Jabir bin 'Abdillah radhiyallahu' anhu, Rasulullah SAW bersabda,

"Air Zamzam sesuai dengan niat peminumnya." (Diriwayatkan oleh Ibnu Majah)

Dari sabda Nabi Shallallahu 'alaihi wa sallam," Air Zamzam sesuai dengan niat peminumnya ", para ulama memahami bahwa kalimat ini bersifat umum. Artinya, barangsiapa meminum air Zamzam dengan niat untuk menyembuhkan penyakit, dia akan mendapatkannya sesuai dengan niatnya. Begitu juga bagi sesiapa yang berhasrat menghafal Al-Qur'an, menghafal hadis, dan lain-lain. Sudah tentu, semua ini dapat dicapai dengan izin Allah Ta'ala.

8. Delima Dari Syurga

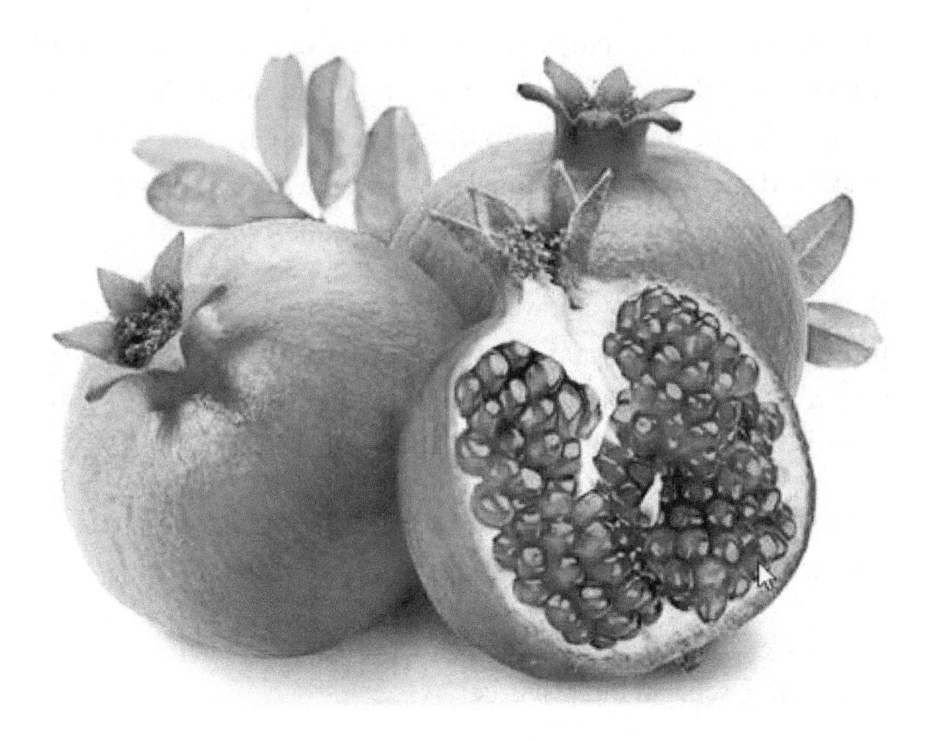

Dalam riwayat yang ditulis oleh Ibnu Abbas dalam sebuah hadis, dinyatakan bahawa buah delima dianggap sebagai salah satu buah syurga, kerana Nabi Muhammad juga gemar memakan buah ini.

Nabi Muhammad SAW bersabda:

"Tidak ada satu buah delima kecuali di dalamnya ada sebiji buah delima dari surga syurga" (Sahih Hadis)

Nabi Muhammad SAW bersabda:

"Makan buah delima sebenarnya dapat melegakan sakit hati (Sahih Hadis)

Delima mempunyai nama Latin Punica Granatum, buah jenis ini tergolong dalam kumpulan beri yang mempunyai diameter 5 hingga 12 cm. Buah ini tumbuh dan berasal dari Asia Tengah (Iran), Afghanistan dan Himalaya, yang menyebar ke wilayah Mediterranean.

Buah delima tentunya kaya dengan pelbagai nutrien seperti protein, karbohidrat, serat dan vitamin, dan bukan sahaja delima juga rendah lemak dan kalori. Buah ini adalah salah satu buah yang disebut oleh Allah SWT dalam Al-Quran yang berbunyi:

"Di kedua (langit) itu ada juga buah-buahan dan pohon palma dan buah delima." (Surat Ar Rahman ayat 68–69)

Jelas dari makna surat itu bahawa buah delima dijadikan oleh Allah SWT sebagai buah syurga.

Delima juga dapat mengusir gangguan orang kafir dan menyembuhkan penyakit yang disebabkan oleh serangan ilmu hitam (sihir). Sudah tentu, dengan kehendak Allah SWT, Tuhan Alam Semesta yang Maha Penyayang dan Maha Penyayang.

Nabi Muhammad SAW bersabda: "Makan buah delima, tidak ada benih lain kecuali biji delima yang dapat membersihkan hati dan memaksa iblis keluar daripadanya selama empat puluh hari" (Sahih Hadis)

Author Bio

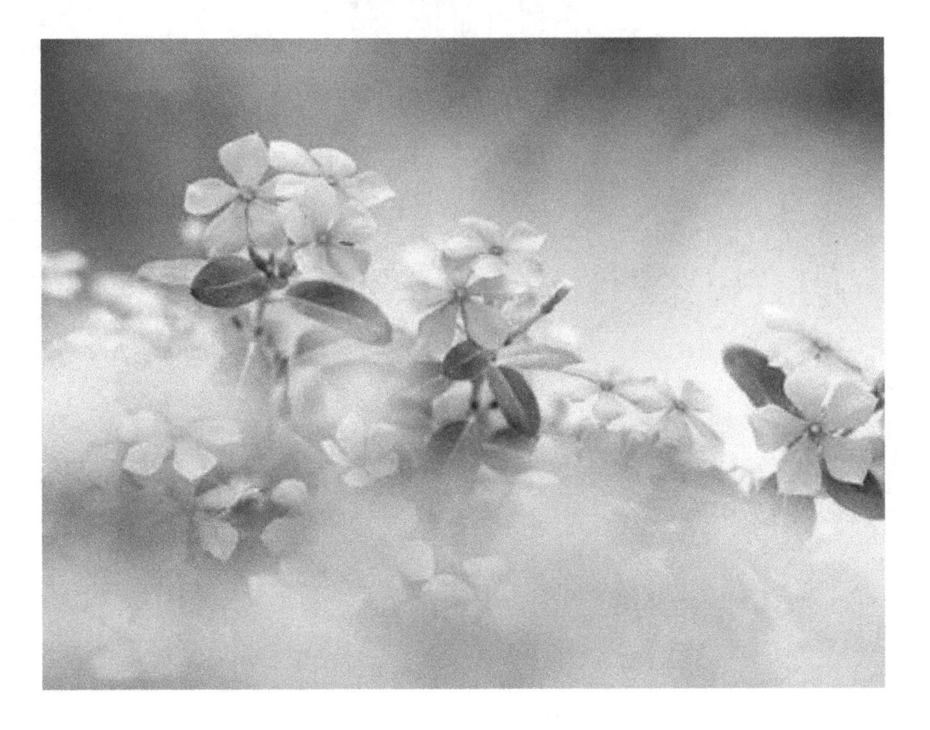

"And give good tidings to those who believe and do righteous deeds that they will have gardens [in Jannah Paradise] beneath which rivers flow.

Whenever they are provided with a provision of fruit therefrom, they will say, 'This is what we were provided with before.' And it is given to them in likeness.

And they will have therein purified spouses, and they will abide therein eternally."

(The Noble Quran 2:25)

CPSIA information can be obtained
at www.ICGtesting.com
Printed in the USA
BVHW010800040821
613531BV00015B/74